BEI GRIN MACHT SICH IHR WISSEN BEZAHLT

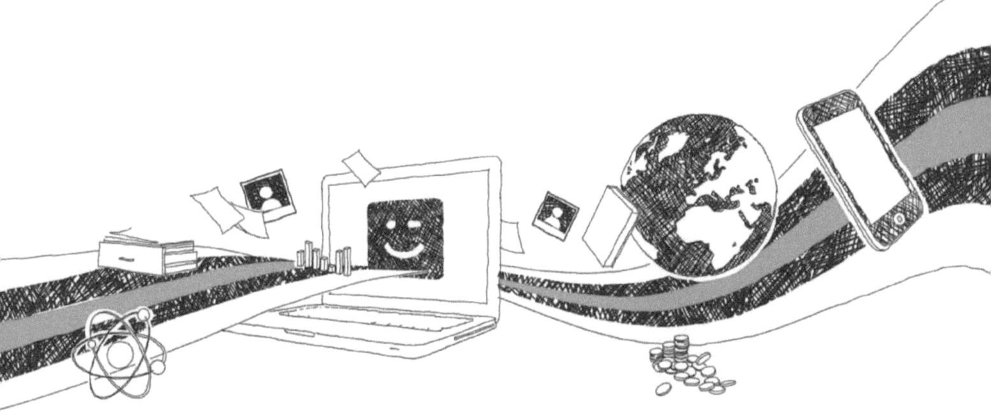

- Wir veröffentlichen Ihre Hausarbeit,
  Bachelor- und Masterarbeit

- Ihr eigenes eBook und Buch -
  weltweit in allen wichtigen Shops

- Verdienen Sie an jedem Verkauf

Jetzt bei www.GRIN.com hochladen
und kostenlos publizieren

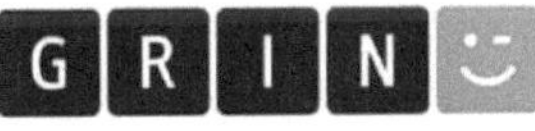

Hubertus R. Hommel

Komplementäre Verfahren der Regulationsphysiologie und Regulationsmedizin: Orthomolekulare Medizin und Pharmazie

GRIN Verlag

Bibliografische Information der Deutschen Nationalbibliothek:

Die Deutsche Bibliothek verzeichnet diese Publikation in der Deutschen National-
bibliografie; detaillierte bibliografische Daten sind im Internet über http://dnb.d-
nb.de/ abrufbar.

Impressum:

Copyright © 2007 GRIN Verlag GmbH
Druck und Bindung: Books on Demand GmbH, Norderstedt Germany
ISBN: 978-3-640-17432-4

Dieses Buch bei GRIN:

http://www.grin.com/de/e-book/116018/komplementaere-verfahren-der-regulati-
onsphysiologie-und-regulationsmedizin

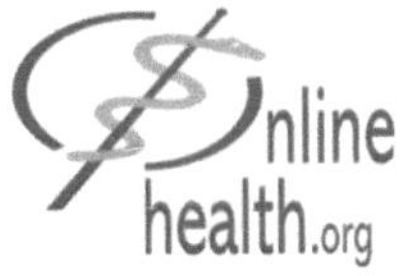

Modul „Komplementäre Verfahren der Regulationsphysiologie und Regulationsmedizin"

Lernfeld „Orthomolekulare Medizin und Pharmazie"

Autor: Dr. Hubertus Hommel   **Aktualisiert am 2007-07-13**

Mit ihrer bislang vornehmlich konsumfixierten Lebenspolarisation steht die Menschheit traditionell in Nonkonformität zur Umwelt. Durch damit assoziierte deklinierende Interpretationen provoziert sie existenzbedrohende Probleme, in bewusster Negierung unstrittiger Zusammenhänge zwischen Umwelteinflüssen und biologischem Leben konzentriert sie sich in praxi primär auf unilaterale ökologische Modulationsansätze. Leben und Umwelt sind jedoch als Ausdruck einer untrennbaren, grundsätzlichen Ureinheit terrestrischer Realität zu verstehen, im Sinne eines wechselwirksamen Entsprechungssystems. Beide unterliegen ständigen Einflüssen nach chaostheoretischen Mustern und der Mensch ist nicht herausgehoben und unabhängig, sondern Teil eines den ganzen Globus umfassenden lebendigen Kontinuums. Umwelt entspricht einem autoregulativen, interaktiven System aus den 3 existentiell unabdingbaren Lebenselementen Erde, Luft und Wasser. Das globale Ökosystem gleicht einem energetisch offenen Gewächshaus bei jedoch geschlossenem Stoffaustausch. Demnach ist die gesamte Materie, die das Leben verwendet, Recyclingmaterie, die immer wieder auftaucht und nie verbraucht wird.

Füllet die Erde und macht sie euch untertan

Die Entstehung der Erde vor rund 4 ½ Milliarden Jahren generierte auch die der Umwelt, als das verbindliche Milieu jeglichen Lebenssystems.

Leben als *autopoietischer* Prozess begann dagegen erst vor etwa 2 Milliarden Jahren mit der Weiterentwicklung von Bakterien zur Vielzelligkeit, wobei erst die Evolution kernloser Prokaryoten zu zellkernhaltigen Eukarioten im Sinne einer symbiontischen Allianz zu einem Leben auf einer höheren Komplexitätsebene führte. Nach den Vorstellungen von gegenwärtiger System- und Komplexitätstheorie unterlag hingegen dieses Leben schon immer der Selbstorganisation zwischen Chaos und Musterorganisation. So definiert sich *Leben* zunächst als ein autopoietisches, photosynthetisches Phänomen planetarer Dimensionen. In dem ständigen Bestreben, sich auszubreiten und über sich selbst hinauszuwachsen, erhält es sich selbst prägend mitsamt seinen evolutionären Strukturen aus Materie, Energie und Information. Da chaotische Zustände sich selbst in der Regel über Fraktalisierung replizieren, erscheinen in der Folge Ungleichheiten im Mikrokosmos ebenso wie im Makrokosmos, bei denen die Muster nur vielfältig, aber nicht beliebig sind. Andere systemtheoretische Ansätze leiteten daraus eine geordnete Evolution ab, die allerdings Gleichheiten voraussetzen würde. Der Mensch, als in seiner gegenwärtigen Lebensform sich darstellender Homo sapiens, entwickelte sich vor etwa 50 000 Jahren erst relativ spät. Als einziges vernunftbegabtes Tier begann er sehr bald seine Umwelt bewusst zu identifizieren, seit ca. 10 000 Jahren sie aktiv zu beeinflussen.

Umwelteinflüsse auf biologisches Leben sind obligat, biologische Evolution ist folglich umweltgesteuert, als selektive Reaktion auf umweltinduzierte Mutationen und genetische Rekombinationen. Demnach wäre auch menschliches *Umweltverständnis* mit allen diesem entspringendem Handeln evolutionär geprägt.

Dies sah bisher der Mensch in praxi anders. Dank seiner Fähigkeiten die Umwelt zu manipulieren, scheint er als einziges Säugetier er in der Lage zu sein, sich aus sich selbst evolvierend über limitierende materialistische Lebensprozesse hinwegzusetzen. Um 500 v. Chr. lebten etwa 20 Millionen Menschen auf der Erde, dies entspricht etwa 1/4 der gegenwärtigen Bevölkerung Deutschlands. Mit Einsetzen der Industriellen Revolution vor 200 Jahren wuchs die menschliche Population von 700 Millionen auf aktuell über 6 Milliarden Menschen an, im Jahre 2050 werden es voraussichtlich 10 Milliarden sein.

Die Auswirkungen auf das ökologische System sind undisputabel, sollte es nicht gelingen, dieses exponentielle Wachstum zu stoppen, ist gemäß den Populationsgesetzen mit einem katastrophaler Zusammenbruch der Spezies homo sapiens im Sinne eines Pessimum der ökologischen Valenz in globalen Dimensionen zu rechnen.

Ist die Umwelt gesund, ist es auch der Mensch.

Seit den 80er Jahren des vorherigen Jahrhunderts formiert sich verstärkt in der okzidentalen Menschheit die Sensibilität zur Umwelt, zahlreiche umweltmedizinische Untersuchungen weisen auf ein wachsendes Morbiditätspotential durch die Umweltzerstörung hin. So wurde 1989 in Frankfurt/Main die 1. Europäische Konferenz „Umwelt und Gesundheit" veranstaltet, die Aussage „Jeder Mensch hat Anspruch auf eine Umwelt, die ein höchstmögliches Maß an Gesundheit und Wohlbefinden ermöglicht" ist das Kernstück einer hieraus resultierenden Europäischen Charta (*I. Griz* 1991). Seitdem wird auf internationaler Ebene die Bedeutung von Umweltbedingungen als Voraussetzung von Gesundheit und Lebensqualität anerkannt, in der Erweiterung des menschlichen Schutzes vor Gesundheitsschäden auch auf gesellschaftliche und sozioökonomische Faktoren.

Bis dahin war die Wirkung von Umweltfaktoren auf die menschliche Gesundheit überwiegend aus dem Blickwinkel eines *somatischen Krankheitsmodells* behandelt worden, auf dessen Grundlage Grenzwerte für zahlreiche Stoffe entstanden, die in der Aufstellung der Maximalen Arbeitsplatzkonzentration (MAK-Wert) und der Maximalen Immissionskonzentration (MIK-Wert) ihre Verankerung fanden.

Dieses kompetiert vor allem die *Umweltmedizin,* eine noch verhältnismäßig junge Fachrichtung, die sich mit umweltlabilen Merkmalen sowie deren Auswirkungen auf die Umwelt-Mensch-Beziehungen beschäftigt, die klassischen Fachgebiete haben eine fachimmanent zu eingeengte Sichtweise, um der Herausforderung umweltbedingter Erkrankungen begegnen zu können. Die Umweltmedizin hat das Ziel, neue Krankheitsbilder zu erkennen, zu differenzieren und zu therapieren, sowie zu prävenieren, die durch vom Menschen ausgelöste Veränderungen der Umwelt oder von ihm in die Ökosphäre eingebrachte Substanzen verursacht werden. Hierzu übernimmt sie Wissen und Methoden anderer Disziplinen.

Allerdings vernachlässigte diese *biomedizinische* Sichtweise weitgehend die *psychosozialen* Aspekte. Während sich das Hauptinteresse bis dato auf die *organmedizinischen Indikatoren* von Gesundheit und Krankheit konzentriert, verstärkt sich nun die Aufmerksamkeit für die psychischen Auswirkungen von Umweltbelastungen.

Umweltbedingte *psychovegetative* Beschwerden sind Gegenstand der sog. *Ökopsychosomatik.* Hierunter versteht man die Einwirkungen der Umweltbedingungen auf den Menschen in seiner Ganzheit, im Unterschied zu der von *J. Küchenhoff (1994)* formulierten *Umwelt-Psychosomatik.* Die *Ökopsychosomatik* integriert in einer ganzheitlichen Organismusreaktion sowohl die durch die Umweltbelastungen direkt erfolgenden Beschwerden, als auch die Störungen, die sich als Produkt der vermittelnden psychischen Prozesse darstellen. Nach *F. Alexander (1971)* finden „psychologische und somatische Phänomene in demselben Organismus statt und sind nur zwei Seiten des gleichen Vorganges".

Nach *S. Preuss* validieren in der Ökopsychosomatik zwei Belastungstypen (s. Abb.1), die Belastung erster Art bezieht sich auf die *schadstoffbedingten* Konsequenzen, die als Noxe eine psychophysiologische Reaktion im Organismus bewirken, weshalb diese Effekte als unmittelbar bezeichnet werden können. Sie entstehen aus den tatsächlichen Immissionen auf den Menschen, unabhängig davon, ob ihr Wirkmechanismus bewusst erfasst wird oder nicht. Ihre gesundheitlichen Folgen äußern sich sowohl im somatischen als auch im psychischen Bereich, auch wenn die einzelnen Dosis-Wirkungs-Zusammenhänge bisher noch nicht bei allen Immissionen bis ins Detail geklärt sind. Zu den Umweltbelastungen in diesem Sinne gehören Schadstoffe in Nahrung und Atemluft, Lärm, elektromagnetische Felder, aber auch die baulichen Gestaltungen unserer Lebenswelt.

Die Belastung zweiter Art betrifft die *erlebensbedingten* Auswirkungen von Umweltbelastungen, weshalb sie als mittelbar zu betrachten sind. Sie lassen sich nicht einem spezifischen Schadstoff und einem konkreten Dosis-Wirkungs-Zusammenhang zuordnen, da die entscheidende Einflussgröße durch die Prozesse psychischer Verarbeitung entsteht, die moderierend in den direkten Zusammenhang der Belastung erster Art eingreifen (s. Abb.1). Da die vermittelnden psychischen Prozesse sich sowohl auf Faktoren mit als auch ohne Schädigungspotential beziehen, ist die Attribution dieser Phänomene von zentraler Bedeutung bei der Klassifikation von Umwelteinflüssen als mögliche Noxen. Deren Interpretationen beruhen auf persönlichen Erfahrungen, Perzeptionen, Annahmen und Vermutungen über die Belastungen erster Art.

Da konsekutive Phänomene aus Belastungen erster und zweiter Art zusammentreffen können, sind synergetische Effekte möglich, und somit „additive und überadditive Auswirkungen denkbar".

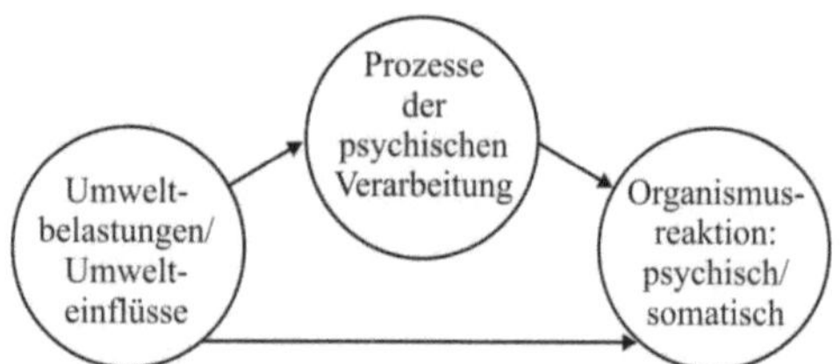

Abb. 1: Wirkungspfade in der Ökopsychosomatik

Aufgrund der ausgeprägten emotionalen Beteiligung bedeutet die Belastung zweiter Art in jedem Fall eine erhebliche Stressbelastung, mit den entsprechenden Parametern gilt sie folglich längerfristig als gesundheitsgefährdender Faktor, der eine Reihe von psychovegetativen Beschwerden auszulösen vermag. Das Individuum wird geschwächt, und gleichzeitig wächst im Sinne eines Promotors die allgemeine Anfälligkeit für manifeste Erkrankungen, aber auch für schadstoffbedingte Beschwerden.

Eine wesentliche Rolle spielen bei der Beurteilung von Umweltnoxen und –toxikologie in Anbetracht der zunehmenden globalen Nahrungsmittelverknappung Ernährungsbilanzierungen auf der Grundlage der *FAO (Food and Agriculture Organization)*.

Ernährungsimbalancen führen zu Stoffwechselstörungen und klinisch manifesten Ernährungsschäden, typisch hierfür sind dystrophische Krankheitsbilder sowohl in stenophagen Ländern mit absoluter Nahrungsmittelunterversorgung als auch in jenen bei zwar ausreichendem, aber in Einzelfällen aus sozialimmanenten Gründen nicht verwertbarem Angebot.

Hier erfasst die Umweltmedizin ebenso die durch ökologische Modalitäten geschädigte Bevölkerung „armer Länder" wie durch soziale Missstände zur Mangelernährung gezwungenen Bevölkerungsanteile „reicher Länder".

Dieser hierfür zuständige Zweig der Umweltmedizin befasst sich u.a. mit der Substitutionstherapie mit Mikronährstoffen, erforderliche soziologische Maßnahmen werden hiervon nicht erfasst.

HAUPTTEIL

Nahrungsmittelrealität steht für marode Qualität

Die heutige Lebensmittelqualität erfüllt aufgrund von unnatürlicher Züchtung, Transport, Lagerung, Zubereitung etc. schon lange nicht mehr die Voraussetzungen für eine ausgewogene gesunde Ernährung, da sie nur noch ein Bruchteil der früher vorhandenen Nähr- und Wirkstoffe enthält. Die Forderung der letzten Jahrzehnte, zur Gesunderhaltung „fünfmal täglich frisches Obst und Gemüse zu essen", ist daher nicht nur realitätsfern in ihrer Anwendung, sondern zudem unzureichend für die Versorgung des Organismus mit für ihn lebenswichtigen Nährstoffen.

Zu dieser Erkenntnis war bereits 1968 *Linus Pauling (1954 Nobelpreis für Chemie, 1965 Nobelpreis für Frieden)* gekommen. Nach seiner Beurteilung führt diese permanente Fehlernährung zu chronischem Mangel und Gesundheitsstörungen des überwiegenden Teils der Bevölkerung, insbesondere in Phasen hoher körperlicher und geistiger Anstrengung sowie bei bestimmten Risikogruppen, weshalb er ein Verfahren zur Substitution von etwa 45 lebensnotwendigen *Vitalstoffen* entwickelte.

Unterstützt wird diese Auffassung von der modernen nutriologischen Medizin, diese identifiziert zusätzlich neben klaren Qualitätsdefiziten immunologische Reaktionen gegen Nahrungsmittel, wobei Frauen doppelt so häufig wie Männer betroffen sind. Insgesamt leiden mehr als 40% der Europäer an Nahrungsmittelintoleranzen.

Dieses spezielle Konzept der Nährstoffsubstitution etablierte sich als *Orthomolekulare Medizin*, der Begriff „orthomolekular" ist griechisch lateinischer Herkunft und bedeutet soviel wie „richtige Moleküle". *Linus Pauling* definierte 1968 in einem Artikel der *Science*: „Orthomolekulare Medizin ist die Erhaltung guter Gesundheit und auch die Behandlung von Krankheiten durch Veränderungen der Konzentration von Substanzen im menschlichen Körper, die normalerweise im Körper vorhanden und für die Gesundheit erforderlich sind".

Die Orthomolekulare Medizin erhebt zudem den Anspruch, neben der bloßen Vermeidung von Mangelerscheinungen und therapeutischer Funktionen vor allem auch *Prävention* zu erfüllen, wie es fester Bestandteil jedes anerkannten medizinischen Verfahrens ist.

Hierunter versteht man allgemein ein Konzept der Krankheitsvorbeugung einschließlich der Gesundheitsförderung und der Gesundheitserziehung, und somit umfasst die Orthomolekulare Medizin durch ihre besondere Betonung der Prävention deren gesamtes Spektrum von der Verminderung von Risikofaktoren zur Inzidenz von Erkrankungen, über die Reduzierung deren Prävalenzen, bis zur günstigen Beeinflussung chronischer Restzustände. In dem Sinne und Umfange wie Prävention einen Bestandteil des Komplexes der Prophylaxe darstellt, kann Orthomolekulare Medizin somit auch prophylaktisch tätig sein.

Generell ist die Molekulare Medizin eng mit der *Ernährungsmedizin* verbunden, demnach lassen sich mit geeigneter *Ernährungstherapie* Krankheiten, die durch eine falsche Ernährung bedingt oder begünstig werden, präventiv oder kurativ behandeln.

Nachdem Jahrhunderte lang nährstoffbedingte Mangelerkrankungen, teilweise epidemisch, zum Tode geführt hatten, verhalfen empirische Versuche zu der Erkenntnis, dass Nahrungsbestandteile Einfluss auf Gesundheitszustände nehmen. Die C-Avitaminose Skorbut war solange die häufigste Todesursache auf See, bis *J. Lind* 1747 feststellte, dass sie sich durch den regelmäßigen Verzehr von Zitronen und Apfelsinen vermeiden ließ. Seit 1830 steht fest, dass sich die Vitamin-D-Mangel-Erkrankung Rachitis durch die Einnahme von Lebertran und Butter verhindern lässt und 1887 konnte *Chr. Eijkmann* nachweisen, dass mit der Ernährung mit Naturreis anstatt poliertem Reis die Vitamin B1-Avitaminose Beriberi entfällt.

Erst im 20. Jahrhundert traten die eigentlichen Hintergründe zutage, 1912 isolierte Sir *Fr. G. Hopkins* erstmals Nahrungsmittelsubstrate, die er als „zusätzliche Nahrungsfaktoren" bezeichnete.

Ebenfalls 1912 hatte *C. Funk* das Thiamin entdeckt, heute bekannt als Vitamin B1, und prägte daraufhin den Begriff *Vitamine*. Er leitete ihn ab von „vitalen Aminen", in der Annahme, dass alle lebenswichtigen Stoffe eine NH2-Gruppe enthielten. Gleichwohl, wie spätere Untersuchungen ergaben, bei weitem nicht alle Vitamine Amine sind oder sonstige basischen Stickstoffatome enthalten, wurde die Bezeichnung Vitamine beibehalten. Die fortlaufende Bezeichnung der Vitamine mit Buchstaben wurde 1913 von *J. C. Drummond* eingeführt.

Mit den Mangelkrankheiten wurden auch die *Mikronährstoffe* entdeckt, deutsche Wissenschaftler befassten sich hiermit bereits 1936, *W. Stepp* publizierte 1937 das weltweit erste orthomolekulare Therapiebuch.

Mikronährstoffe sind Gegenstand der Orthomolekularen Medizin, ihrer Definition entsprechend sind die richtigen Moleküle in der richtigen Menge Voraussetzung für optimale Gesundheit.

Gegenwärtig werden von der *WHO* (Weltgesundheitsorganisation) 80% aller Erkrankungen in den westlichen Industrienationen als ernährungsbedingt eingestuft, als Folge einer denaturierten, einseitigen, zu fetten und kalorienreichen Kost und eines zu hohen Fleischkonsums, fast 1/3 aller Kosten im Gesundheitswesen stehen im Zusammenhang mit Ernährungsfehlern und Fehlernährung. Nach Definition des Bundesministeriums für Gesundheit gelten in Deutschland *Zivilisationskrankheiten* wie z.B. Rheuma, Allergien, Tumorerkrankungen, KHK (koronare Herzkrankheit), Hypertonie, Apoplex, Gedächtnisstörungen und Sehschwäche im Alter, als ernährungsbedingte Krankheiten.

Eine besondere Risikogruppe für Mangel- und Fehlernährung repräsentieren Frauen zwischen 15 und 35 Jahren, derzeit sind in Deutschland etwa 30% der Erwachsenen, etwa 20% der Kinder und Jugendlichen sowie fast 10% der Säuglinge übergewichtig bei steigender Tendenz. Ursache hierfür liegen in der modernen Ernährungssituation, indem sich neben Diversifikationen des

Nahrungsangebotes mit daraus resultierenden Nährstoffmängeln u.a. auch Veränderungen der Ernährungsgewohnheiten etablieren.

In Amerika und Kanada bestehen diese Probleme schon länger, hier hatte man bereits frühzeitig damit begonnen, zur Massenherstellung von Nahrungsmitteln zugunsten langer Haltbarkeit Nährstoffe bewusst zu extrahieren, um anschließend andere wieder hinzuzufügen. Inzwischen gehört ein Teil der amerikanischen Bevölkerung zu den qualitativ weltweit am schlechtesten ernährten Menschen.

Die anfangs noch sporadisch hierauf gerichtete Vigilanz einzelner Ärzte nahm zu, 1941 wurden erstmals wissenschaftlich begründete Regeln erstellt zur Einnahme von Mikronährstoffen, ursprünglich entsprach die Orthomolekulare Medizin extremen Hochdosistherapien, heute weiß man, dass übermäßige Dosierungen obsolet sind, für den Patienten sogar schädlich sein können.

1953 therapierte *A. Hoffer* Schizophrenie-Patienten mit Niacin (Vitamin B3). 1975 gründete *L. Pauling* mit mehreren Ärzten in San Diego (USA) die *California Orthomolecular Medical Society*, anlässlich der Konferenz der *International Academy of Preventive Medicine* in Kansas City, Missouri (USA) wurde die Orthomolekularmedizin offiziell anerkannt.

A. Hoffer gilt als Begründer der Mikronährstofftherapie, bekannt wurde sie jedoch durch *L. Pauling.*

Effizienz und Kritik durch Studien evaluiert

In der Medizin werden *Studien* grundsätzlich als wesentliches Instrument zur Erhebung und Auswertung von Beobachtungsdaten der klinischen, epidemiologischen und tierexperimentellen Forschung gewertet, wobei Beziehungen zwischen Einflussgrößen und Zielgrößen untersucht werden. Dies gilt entsprechend auch für die Orthomolekularmedizin.

So belegen Studien ihre *positive* Wirkung vor allem auf Herz- und Kreislauferkrankungen (*GISSI-P-Studie, DART-Studie*) und auf atherosklerotische Prozesse (*CHAOS-Studie, SPACE-Studie*). Ein gutes Beispiel für die Valenz orthomolekularer Maßnahmen liefert das *MONICA-Projekt*, das in der Pathogenese der Atherosklerose zu 85% Mängel der Vitamine E, C und A aufweist, während das Cholesterin nur 17% ausmacht.

Weitere Studien belegen Effekte von Mikronährstoffen u.a auf Tumorprävention, neurologische Erkrankungen, neuromuskuläre Störungen, Fettstoffwechsel, Lungenerkrankungen, Immunstatus, Zellstoffwechsel, Alterungsprozesse, entzündliche chronifizierende Darmerkrankungen, Hepatitiden, Metabolisches Syndrom, prämenstruelles Syndrom, Klimakterium und Andropause, Stütz- und Bewegungsapparat, Umweltschäden. Ein Großteil von Studien befasst sich mit den Folgen von Mängelzuständen.

Andererseits berufen sich Kritiker als Beleg für die *negative* Wirkung und Gefährlichkeit der Mikronährstofftherapie ebenfalls auf Studien, vor allem auf die *ATBC-Studie* und die *CARET-Studie.* Beide postulieren eine Zunahme der Lungenkarzinominzidenz unter gesteigerter Zufuhr von β-

Karotin, das als Radikalenfänger und epithelialer Schutzfaktor gilt. Orthomolekularmediziner bemängeln jedoch Unsauberkeit im Design, den Beurteilungskriterien und somit der Validität der Ergebnisse, gleichwohl diese letztlich nicht im Widerspruch zur Auffassung der Mikronährstofftherapie in dieser Thematik stehen, wenn auch aus anderer Sicht.

Neuere Studien belegen wiederum die positive Wirkung von β-Karotin als Schutz vor der Entstehung lichtinduzierter Tumore (*DGE 1966*), vor PCA (Prostatakarzinom) (*Physicans Health Study* des National Cancer Institut), Mammakarzinom, sowie Karzinomen von Cervix uteri, Ösophagus, Magen und Kolon, außerdem bei der Prävention der oralen Leukoplakie.

Ungeachtet der Studien beruhen die meisten Kritiken auf emotionaler Ablehnung, so wird die Orthomolekulare Medizin als eine im Widerspruch zur Herkömmlichen Substitutionstherapie stehende neue Fachrichtung gesehen, z.T. mag dies sicherlich semantische Gründe haben, das begriffliche Präfix „ortho" als altgriechisches Wort für „richtig", impliziert hierbei Alleinvertretungsanspruch. Im übrigen handelt es sich hierbei um keine neue Medizinrichtung, neu ist lediglich das Konzept der Orthomolekularen Medizin mit der Prophylaxe und dem systemischen Einsatz von Mikronährstoffen.

Weitere Argumente bestehen in inkompetenten Verallgemeinerungen wie fehlende Differenzierung zwischen natürlichen und synthetischen Substanzen, ein Fehler dem häufig auch Konzeptionen von Studien unterliegen und deshalb auch deren Validität beeinträchtigt.

Dementsprechend konzentrieren sich weitere mögliche Kritikpunkte in der Hochdosistherapie mit synthetischen Produkten, die jedoch auch innerhalb der Orthomolekularmedizin wegen potentieller Nebenwirkungen bei stark eingeschränkter Effizienz gegenüber niedriger Dosierung natürlicher Wirkstoffe als nicht sinnvoll klassifiziert werden.

In der Mikronährstofftherapie wird grundsätzlich natürlichen Substanzen der Vorzug gegeben, so besteht z.B. eine Brausetablette von 3-5mg Gewicht mit einigen Milligramm Wirkstoffen zu 95% aus Zucker, Zuckeraustauschstoffen, Säuerungsmitteln und Aromastoffen.

Ein weiterer Vorwurf richtet sich gegen medikamentöse Polypragmasie, denn es ist ein Grundsatz der Mikronährstofftherapie, Monotherapien zu vermeiden.

Basiskonzept und Grundsätze

Die Notwendigkeit von Substitutionstherapien mit Mikronährstoffen im Sinne der Orthomolekularmedizin nimmt entsprechend des progredienten Nährstoffverlustes unserer Nahrungsmittel stark zu. Voraussetzungen für eine adäquate Nährstoffsupplementierung sind neben einer gezielten Anamnese klinische Untersuchungen, laborgestützte Bestimmungen des Nährstoffstatus sowie ein individuelles Basiskonzept als Einleitung einer therapeutischen Strategie.

Es gilt also zu erkennen, ob im Individualfall Nährstoffungleichgewichte vorliegen und diese nach dem Prinzip der Orthomolekularen Medizin auszugleichen sind, durch Applikation der richtigen Moleküle in der richtigen Menge.

Hierzu dienen *Vitamine* und *vitaminähnliche* Wirkstoffe, *Mineralstoffe, Spurenelemente, Aminosäuren, Fettsäuren* und bestimmte *Phytochemikalien.*

Charakteristika der Orthomolekularmedizin sind die nach festen Basiskonzepten ausgerichteten Behandlungsrichtlinien.

Daneben wächst der Markt für sowohl natürliche als auch synthetische Nährstoffpräparate sowie mit Nährstoffen angereicherte Fertiggerichte und Körperpflegeartikel, Produkte die in Eigenmedikation verwendet werden und häufig nur wenig Wirkung im Organismus verzeichnen. Hinzu kommen *Lifestyle-Arzneimittel,* die weniger in Fachkreisen als in den Laienmedien und in der Boulevardpresse reüssieren. Dies gilt besonders für die neuen Medikamente zur Behandlung der androgenetischen Alopezie, der Adipositas und der Erektilen Dysfunktion aber auch für Melatonin, Vitamin E und die Happy Pills vom Typ des Fluoxetins (Antidepressiva).

Ein wesentlicher Unterschied der Orthomolekularmedizin zum herkömmlich praktizierten Ausgleich von Nährstoffmängeln liegt in der absoluten Ablehnung substituierender Monotherapien, in der Natur liegen Mikronährstoffe niemals isoliert vor, sondern immer zusammen mit wirkungsverstärkenden Begleitstoffen wie Phytofaktoren. Demnach entfalten Nährstoffe ihre biologische Wirkung im Organismus nur in Kombination mit und in Abhängigkeit von anderen Nährstoffen, in physiologischen Dosierungen.

Wesentlich ist weiterhin die ausschließliche Verwendung natürlicher Substanzen, die Herstellung synthetischer Vitamine erfolgt nach stochastischen Prinzipien, durch die Manipulation definierter Ausgangstoffe unter gezielten technischen Maßnahmen zur erwünschten Endsubstanz (Abb.2).

Damit grenzt sich die Orthomolekulare Medizin grundsätzlich von dem pharmazeutischen Ansatz ab, wo auch körperfremde Drogen und Chemikalien verwendet werden, um den physischen oder psychischen Zustand des Patienten zu verändern.

Ein weiteres Kennzeichen der Orthomolekularen Medizin ist die Supplementierung von Nährstoffen in 6 – 40 facher über der RDA-Empfehlung (*Recommended Dietary Allowances*) liegenden Dosierungsempfehlung. *B. Kallman* von der amerikanischen *National Nutritional Food Association* hat ausgerechnet, dass in den USA in der irrigen Annahme ausreichender Nahrungsmittelqualitäten die Empfehlungen zur Standardernährung von Affen in Zoos 23-mal höher sind als die RDA-Empfehlungen für Menschen.

Die Orthomolekulare Medizin befasst sich nicht nur mit der Substitution von Mikronährstoffen sondern gibt auch Vorschläge zur optimalen Nutzung dynamischer Aspekte von Lebensmitteln zur alltäglichen Nutrition. Dies wird durch die Lebensmittelchemie grundsätzlich erleichtert, die zwar mit hoher Präzision die Inhaltsstoffe eines Lebensmittels feststellen und eindeutige Aussagen zu dessen Qualität bringen kann, dies jedoch im allgemeinen rein statistisch vornimmt, aufgrund arithmetischer Summierungen aller gefundenen Bestandteile.

Deshalb legt die Orthomolekularmedizin besonderen Wert auf dynamische Aspekte einzelner Nahrungsmittel wie Bioindikatorsignale, elektrochemische Phänomene von Redoxreaktionen im Stoffwechsel bis zu den thermodynamischen Grundregeln aber auch biologisch kontrollierte Anbaumethoden von Pflanzen und Aufzucht von Tieren bis zur Speisezubereitung und Esskultur.

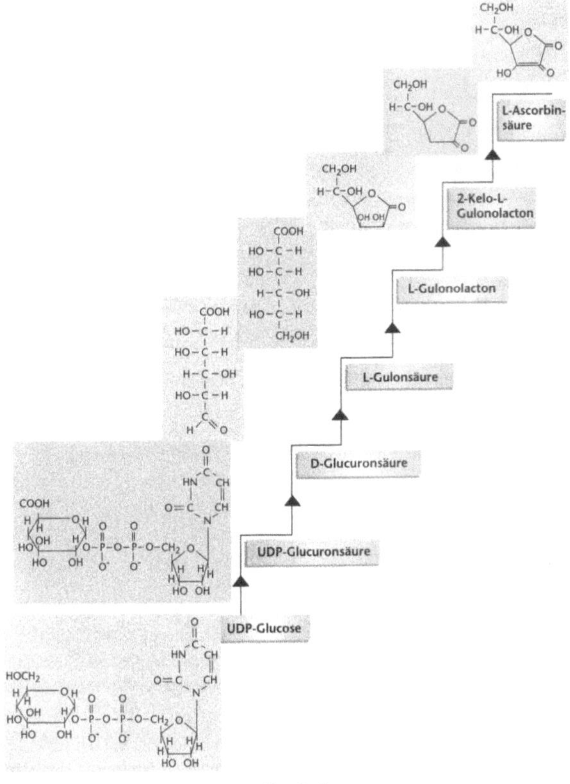

Abb. 1.1-1 Pflanzliche Synthese von Vitamin C

Das Endprodukt L-Ascorbinsäure ist chemisch identisch mit der synthetisch hergestellten Ascorbinsäure, allerdings unterscheidet sich der Vitamin-C-Komplex: Das synthetische Vitamin C ist „nackt", d.h. es fehlen die einzelnen Vorstufen, die ebenfalls zur Wirkung beitragen. Natürliches Vitamin C besteht hingegen aus L-Ascorbinsäure + Vorstufen + Phytofaktoren = Vitamin-C-Komplex. Der in der Abbildung dargestellte Syntheseweg aus Glukose ist nicht die einzige Möglichkeit der Pflanze Vitamin C zu produzieren.

Abb.2

Um spezifische Nährstoffmängel zu erkennen, die eine Substitution erfordern, sind nach *R. Williams* gezielte Analysen anzuwenden, die „die biochemische Individualität" des Patienten erfassen.

So wird z.B. der *Vitaminstatus* im Vollblut ermittelt, meistens über die Hochdruck-Flüssigkeitschromatographie HPLC (*H*igh *P*ressure *L*iquid *C*hromatography), um die fettlöslichen und die meisten wasserlöslichen Vitamine (C, B1, Riboflavin, Niacin, B6, Biotin, Folsäure) zu bestimmen. Gebräuchlich sind auch mikrobiologische Methoden (Niacin, Biotin, Folsäure), Radioimmunoassays nach dem Prinzip der Sättigungsanalyse (Folsäure, Vitamin B12, Biotin, Vitamin D) oder Erythrozytenaktivierungstests (Vitamin B1, Riboflavin, Vitamin B6).

Fettsäuren werden meist im Serum über Gaschromatographie nachgewiesen als selektive Trennmethode für Stoffgemische.

Zur Darstellung von *Mineralstoff*mängeln werden sowohl Serum und Erythrozyten als auch Haare untersucht. Natrium, Kalium, Kalzium und Magnesium werden mit der Plasma-Emissionsspektralphotometrie analysiert, die *Spurenelemente* Selen, Zink, Eisen, Kupfer und Mangan mit der Atomabsorption durch Messung der Resonanzabsorption in der Atomgaswolke, Chrom, Fluor und einige andere Spurenelemente durch Neutronenaktivierung.

Exakte Zinkwerte lassen sich übrigens nur im Schweiß bestimmen. Bei den nach diesen Analysen erfolgenden gezielten Supplementierungen ist grundsätzlich zu beachten, dass sich Nährstoffe teilweise gegenseitig beeinflussen.

Sorgfalt ist ebenfalls bei der Substitution erforderlich, entsprechend dem Charakter einzelner Mikronährstoffe sind deren Eigenarten bei der Einnahme zu beachten, So sollte man z.B. fettlösliche Vitamine vor fetthaltigen Mahlzeiten einnehmen, während wasserlösliche Vitamine auf mehrere Dosen über den Tag verteilen sollte, damit nicht zuviel stoffwechselbedingt ausgeschwemmt werden.

Es kommt darauf an, was ankommt

Metabolismus bezeichnet die Gesamtheit aller biochemischen Reaktionen in einem lebendigen Organismus, dieser benötigt hierfür die möglichst ausgewogene Zufuhr energieliefernder und nicht-energieliefernder essentieller Nährstoffe.

Leider erfüllt die Beschaffenheit der verfügbaren Lebensmittel diese Vorgaben nicht im ausreichenden Maße, dieBioverfügbarkeit der Nährstoffe ist so gering, dass zunehmend Nährstoffsubstitutionen erforderlich sind. Zielten bisher Zufuhrempfehlungen auf das Vermeiden von Mangelerkrankungen, so steht nun aufgrund neuer wissenschaftlicher Erkenntnisse die Prävention chronischer Erkrankungen im Vordergrund.

Aufgabe der Orthomolekularen Medizin ist daher der Ausgleich defizitärer Nährstoffqualitäten durch den gezielten Einsatz von Mikronährstoffen, sog. *Vitalstoffen*.

Diese betreffen *Bioaktive Substanzen, Vitamine, Mineralstoffe, Spurenelemente, Aminosäuren* und *Fettsäuren,* also essentielle, alimentär zuzuführende Stoffe.

Bioaktive Substanzen sind Inhaltsstoffe von Pflanzen ohne Nährstoffcharakter, jedoch mit pharmakologischen Effekten und einem breiten protektiven, probiotischen Potenzial.

Praktisches Vorgehen

Zu Beginn einer Mikronährstofftherapie steht die ausführliche, für jede ärztliche Tätigkeit obligate *Anamnese,* erweitert um spezielle Interrogationen über Ernährungsgewohnheiten, Befindlichkeitsstörungen, Genussmittelkonsum und Lebenssituationen.

Gegebenenfalls kann das Führen eines 2-4-wöchigen Ernährungsprotokolls erforderlich werden.

Zur definitiven Feststellung spezifischer Nährstoffdefizite eventuell erforderliche *Laboruntersuchungen* werden im Einzelfall mit dem jeweiligen Patienten abgesprochen.

Spätestens jetzt teilt sich das therapeutische Konzept in eine bei Gesunden *mikronährstoffgestützte Prophylaxe* oder in den *komplementären* Aspekt der *Behandlung* bestimmter Erkrankungen.

Eine orthomolekulare Therapie bietet keinen Ersatz für eine Herkömmlich medizinische Behandlung.

Bei der *Prophylaxe* wird der Patient zuerst aufgeklärt über die Möglichkeiten zur Vorbeugung ernährungsbedingter Krankheiten, die Ernährung muss optimiert, sein Konsum von Genussgiften eingeschränkt werden, da Mikronährstoffe keinen Ausgleich für eine ungesunde Lebensweise bieten. Ist der Patient hierzu nicht in der Lage (z.B. Gravidität, Beruf, Stress, Wachstum, Allergien), wird ein individueller Therapieplan zur Substitution von Mikronährstoffen erstellt. Gegebenenfalls ist im Einzelfall eine ca. 4-wöchige Stoßtherapie zur Ressourcenregenerierung notwendig. Regelmäßige Überprüfungen der Rezeptur sind grundsätzlich erforderlich.

Kennzeichen der Prophylaxe sind langfristige Supplementierungen, temporäre Maßnahmen hätten nur kurzfristigen Effekt ohne Nachhaltigkeit.

Eine vereinheitlichte *Rezeptur* zur *Prophylaxe* besteht aus einem natürlichen Multivitamin-Mineralstoff-Präparat kombiniert mit Selen und Zink inklusive bioaktive Substanzen (Abb.3).

Mikronährstoffe als Prophylaxe (Tagesdosis)
Basissupplement

Coenzym Q_{10} ab 40 Lj.	30–60 mg
Kalzium	400–800 mg
Karotinoide mit mind.	5–10 mg β-Karotin
Magnesium	200–400 mg
Omega-3-Fettsäuren	1–2 g
Selen	50–100 µg
Vitamin-B-Komplex mit mind.	400 µg Folsäure
Vitamin C mit Flavonoiden	200–250 mg
Vitamin E	50–100 IE
Zink	10–15 mg

Abb.3

Die *Komplementäre Mikronährstofftherapie* muss patientenbezogen individuell erarbeitet werden. Liegen mehrere Erkrankungen vor, werden die empfohlenen Dosierungen nicht summiert, sondern entsprechend deren Hierarchien modifiziert. Je nach Schwere der Erkrankung wird die Dosierung nach 4-6 Wochen evtl. reduziert. Bei chronischen Erkrankungen bleibt die reduzierte Dosierung auch nach Abklingen der Beschwerden bestehen. Stellt sich nach 4-6 Wochen keine subjektive Befindlichkeitsförderung ein, ist die Rezeptur neu anzusetzen.

Hinzu kommen *begleitende Maßnahmen* zur Förderung der Stoffwechselleistungen.

Da eine Mangelversorgung an Mikronährstoffen zur Anhäufung saurer Stoffwechselmetaboliten führt, sollten zu deren Neutralisation alkalische Nährstoffe (Kalium, Magnesium, Calcium, Natrium, Citrat, Carbonat) eingesetzt werden. Unterbleibt diese Substitution oder ist sie unzureichend, werden bei einem Mangel Mikronährstoffe aus körpereigenen Speichern entnommen, mit der Folge weiterer und verstärkter Mangelsymptome.

Weiterhin sollten zur Unterstützung von spezifischen Indikationen Antioxydantien und antioxidaktive Enzymsysteme eingesetzt werden.

Die Effizienz der Mikronährstoffe basiert im wesentlichen auf ihrem *Synergismus*, wonach sich nicht die einzelne Substanz, sondern die Vielfalt der Inhaltsstoffe im natürlichen Verband auswirkt.

Gesund mit Vitalstoff-Cocktails

Die Einsatzgebiete und Indikationen der Komplementären Mikronährstofftherapie erfassen, entsprechend dem ihrer Interpretation umfangreichen Wirkungsradius, nahezu sämtliche konservativen restituierenden medizinischen Fachrichtungen.

Als supplementäres Verfahren kann und darf sie nicht als Ersatz für medizinische Behandlung angesehen werden, erhebt jedoch den Anspruch, neben der bloßen Vermeidung von Mangelerscheinungen auch präventive und therapeutische Funktionen erfüllen zu können, insbesondere bei sogenannten Zivilisationskrankheiten wie beispielsweise psychischen Krankheiten oder Herz-Kreislauferkrankungen.

Am folgenden Beispiel des *Herpes* simplex wird ersichtlich, wie sich die Mikronährstofftherapie im Einzelfall effizient einsetzen lässt.

Epidemiologen haben errechnet, dass etwa 90% der Bevölkerung in Amerika und Europa mit mindestens einer der sechs Grundformen von Herpesviren durchseucht sind, eine nachhaltige Therapie gibt es in der Herkömmlichen Medizin bislang nicht.

Die Orthomolekulare Medizin kann hier adjuvant ansetzen, sie bietet hierzu im Sinne einer primären Prävention Möglichkeiten zur Steigerung der *Resistenz* durch die gezielte Verabreichung von *Mineralstoffen* (Calcium, Magnesium), *Vitaminen* (Vit. A, Vit. B-Komplex, Vit. C, Vit. E), *Spurenelementen* (Selen, Zink), und *Aminosäuren* (Lysin).

Eine besondere Rolle kommt zur Unterstützung immunkompetenter Zellen hierbei dem *Lysin* zu, einem Kollagenbestandteil und Antagonist zu *Arginin*, einer nichtessentiellen Aminosäure, die das Substrat der Herpesviren darstellt.

Im symptomatisch *akuten*, virulenten *Zustand* unterliegen die einzelnen Mikronährstoffe genau definierten Dosierungen:

Vit. B-Komplex (3-4 mal täglich) zu den Mahlzeiten, Vit. C (1000 mg, 2-6 mal täglich) zusammen mit Bioflavonoiden (200-600 mg/Tag) zu den Mahlzeiten, Vit. E (100-600 I.E. täglich). Zink (15-50 mg täglich). Lysin (500 mg, 2-4 mal täglich).

An diesem Beispiel zeigt sich, dass in der Orthomolekularen Medizin eingehende biochemische und physiologische Kenntnisse über die einzusetzenden Vitalstoffe unverzichtbare Voraussetzung sind, gepaart mit Kreativität, abgestimmt auf das jeweilige Krankheitsbild.

Der Einsatz erstreckt sich über sämtliche bekannten Mikronährstoffe, bis hin zum *Germanium*, einem verhältnismäßig neuen Spurenelement, das bislang nur in der Mikroelektronik als Halbleiter Verwendung fand, seit den 50er Jahren des vergangenen Jahrhunderts sich jedoch vor allem in der Krebstherapie als Interferonstimulans und zur Schwermetallausscheidung nützlich erweist.

Die eingehende Beschäftigung mit den einzelnen Mikronährstoffen erfasst neben deren Applikationsspektren auch gegebenenfalls zu beachtenden Interaktionen mit Medikamenten.

Ein Beispiel hierfür als pars pro toto sei *Vitamin E*.

Vitamin E ist fettlöslich und die zusammenfassende Bezeichnung für alle natürlichen und synthetischen Tocol- und Tocotrienolderivate, die die biologische Aktivität von α-Tocopherol aufweisen. Im allgemeinen versteht man unter Vitamin E jedoch das in pflanzlichen Ölen dominierende *D-α-Tocopherol* (RRR-α-Tocopherol), das zugleich die höchste Aktivität d.h. Vitamin-E-Wirksamkeit besitzt und deshalb mit 100% angesetzt als Referenzsubstanz gilt.

1 mg D-α-Tocopherol = 1 D-α-Tocopheroläqivalent = 1,49 USP-Einheiten

(Die Standardisierung von Vitamin E wird meist in *USP-Einheiten* [*U*nited *S*tates *P*harmakopaeia] angegeben, die den auch noch gebräuchlichen *I.E.* [*I*nternationalen *E*inheiten] entsprechen)

Vitamin E hat ein außerordentliches Wirkungsspektrum, von Membranschutzfunktionen als Antioxydans in allen Geweben vor Lipidperoxydation, über Hemmung der Thrombozytenaggregation durch Beeinflussung der Arachidonsäuremetabolismus mit hieraus resultierender Entlastung des Immunsystems, bis zur Reduktion von Lipofuszinpigmenten und Atherosklerose-Prophylaxe.

Da Vitamin C, Coenzym Q10 und Glutathion Vitamin E regenerieren können (Abb.4), ergibt sich hieraus die Notwendigkeit komplexer Mikronährstoffversorgungen, allein aus biochemischer Sicht ist es nicht sinnvoll, Vitamin E allein zu substituieren. Im Gegenteil, durch einseitige Substitution können durch das Fehlen Vitamin E-regenerierender Partner Tocopherolradikale entstehen und radikalische Kettenreaktionen einleiten.

Dies erklärt auch die in etlichen Studien evaluierte Wirkungslosigkeit der Applikation von Vitamin E Monosubstanz.

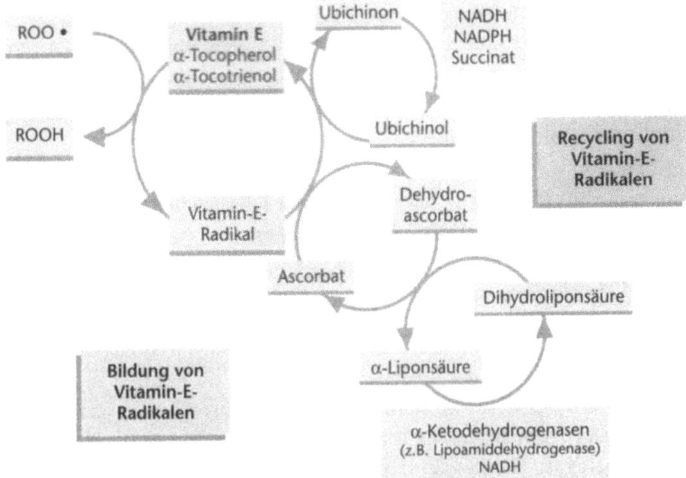

Abb. 2.1-3 Regeneration von Vitamin E über die Nährstoffe Coenzym Q_{10} (Ubichinon), Vitamin C (Ascorbat), α-Liponsäure und andere Regenerationsmechanismen

Abb.4

Vitamin E-Mangelsymptome sind eingehend untersucht, ernährungsbedingte Mangelerscheinungen sind selten, vielmehr haben Mangelzustände ihre Ursachen in krankheitsbedingten Resorptionsstörungen oder in erhöhtem Verbrauch durch oxydativen Stress. (*Oxydativer Stress* bezeichnet ein Übergewicht von oxydativen Prozessen gegenüber antioxydativen Mechanismen).

Hinzu kommen ethnische Eigenarten bei den jeweils typischen Ernährungshabits.

So ergaben drei große Studien in Frankreich, dass bei 40-100% der Männer und 75-100% der Frauen die Minimalwerte für Vitamin E nicht alimentär gedeckt werden.

Das Institut für Ernährungsmedizin der Universität Wien stellte bei vergleichenden Blutuntersuchungen fest, dass die Vitamin E-Zufuhr Wiener Erwachsener unterhalb der Empfehlungen der *DGE* (*Deutsche Gesellschaft für Ernährung*) liegt.

Entsprechend eingehend sind auch die *Indikationen* untersucht und festgelegt, sie erfassen sämtliche Lebensalter.

Neugeborenen haben aufgrund des niedrigen Vitamin E-Transports von der Plazenta zum Fötus nur sehr geringe Vitamin E-Speicher, die jedoch über die Muttermilch innerhalb weniger Wochen aufgefüllt werden können. Je früher ein Kind zur Welt kommt, desto niedriger sind seine Vitamin E-Werte. Frühgeborene haben durch Wachstum und Entwicklung einen hohen Bedarf, während die Resorption lipophiler Substanzen noch unausgereift ist. Als manifeste Mangelsymptome treten häufig verkürzte Lebensdauer der Erythrozyten mit hämolytischer Anämie auf, bronchopulmonale

Dysplasien, Atemnotsyndrom, sowie vaskuläre Störungen wie z.B. intrakranielle und intraventrikuläre Blutungen.

Die bei Frühgeborenen mit hämolytischer Anämie angewandte herkömmliche Applikation von Eisenpräparaten und Formeldiäten sind unter diesen Aspekten obsolet, sie verstärken den oxydativen Stress im Gewebe.

Generell können Säuglinge und Kleinkinder an Vitamin E-Unterversorgung leiden, wenn sie mehrere Monate mit selbstgefertigten Kuhmilchmischungen ernährt werden.

Bei Erwachsenen wird Vitamin E zur *Prophylaxe* eingesetzt zur Stärkung des Immunsystems, zur Kataraktprophylaxe und zur Hautpflege und Förderung der Wundheilung durch topische Anwendung, z.B. nach Strahlentherapie oder Keloidbildung.

Als *adjuvante Therapie* eignet sich Vitamin E, nach alphabetischer Reihenfolge übergeordnet ohne auf dazugehörige Krankheitsbilder einzugehen, bei Atherosklerose, Arthrose und Arthritis, entzündlichen und proliferativen Bindegewebserkrankungen, Chemo- und Strahlentherapie, chronischen Lebererkrankungen, Epilepsie, Herz-Kreislauferkrankungen, Inflammation und Immunmodulation, Prämenstruellem Syndrom, Rheuma, Sichelzellenanämie, β-Thalassämie.

Manche hierüber hinausgehende Einsatzgebiete beruhen auf Hypothesen, Studien stehen größtenteils noch aus.

Zur *Prävention* bedarf es mindestens 200, besser 400- 600 USP-Einheiten (I.E)/Tag, in der *Therapie* bis zu 1200 USP-Einheiten (I.E.)/Tag.

Nebenwirkungen unter laufender Vitamin E-Therapie sowie Symptome bei Überdosierungen sind nicht bekannt, wohl aber *Wechselwirkungen* mit Medikamenten, allen voran ist zu beachten, dass es bei unkontrollierter Vitamin-E-Einnahme unter Antikoagulantientherapie aufgrund der antithrombotischen Wirkung zu Störungen der Therapieeinstellung kommen kann(Tab. 1).

Medikament	Interaktion
Alkohol/alkoholhaltige Pharmaka	Vitamin-E-Resorption ($\downarrow$) plus Beeinträchtigung des Vitaminstoffwechsels
Antikoagulanzien	Hochdosiert kann Vitamin E die blutverdünnende Wirkung von Cumarin vervielfachen
Colchicin	Vitamin-E-Resorption ($\downarrow$)
Colestipol	Vitamin-E-Spiegel ($\downarrow$) im Blutplasma
Colestyramin	Vitamin-E-Resorption ($\downarrow$)
Doxorubicin	Vitamin-E-Oxidation ($\uparrow$)
Kontrazeptiva, orale	Vitamin-E-Resorption ($\downarrow$)
Laxanzien	Vitamin-E-Resorption ($\downarrow$)
Lipidsenker	Vitamin-E-Resorption ($\downarrow$)
Mineralöl (Laxanzien)	Vitamin-E-Resorption ($\downarrow$)
Neomycin	Vitamin-E-Resorption ($\downarrow$)
Paraffinöl	Vitamin-E-Resorption ($\downarrow$)
Thyroxin	Metabolischer Antagonismus
Tuberkulose-Medikamente	Vitamin-E-Resorption ($\downarrow$)

Tab.1

Zusammenspiel und Interaktionen zwischen verschiedenen Nährstoffen werden am Beispiel von Vitamin E besonders deutlich, bei einem marginalen Defizit von Tocopherol kann es zu einem ganzen Komplex an Fehlfunktionen und Symptomen kommen. Dies betrifft vor allem die antioxydativen Systeme(Tab. 2).

Nährstoff	Interaktion
Eisen	• Vitamin E vermindert Eisen-Resorption • Dreiwertiges Eisen(III) oxidiert und deaktiviert Vitamin E im Darm, wenn es häufig verabreicht wird
β-Karotin	Synergistische Wirkung mit β-Karotin
Magnesium	Bei Vitamin-E-Mangel kann Mg-Spiegel im Gewebe sinken
Mehrfach ungesättigte Fettsäuren (MUFS)	Erhöhte Zufuhr von MUFS erhöht den Bedarf an Vitamin E
Selen	• Vitamin-E-Mangel erhöht Selenbedarf im Gewebe • Schlechter Selen-Status erhöht Vitamin-E-Bedarf
Vitamin A	Vitamin E (bei ausreichender Versorgung) fördert die Resorption, Einlagerung und Utilisation von Vitamin A und kann auch die toxische Wirkung von hohen Vitamin-A-Dosen vermindern
Vitamin C	Vitamin C reduziert oxidiertes Tocopherol wieder zu aktivem Tocopherol, so dass die Vitamin-E-Speicher erhalten bleiben
Vitamin D	Vitamin-E-Mangel behindert Vitamin-D-Aktivierung
Vitamin K	Vitamin E (hohe Dosen) kann Vitamin-K-Resorption vermindern und Vitamin-K-Funktion beeinträchtigen
Zink	• Vitamin-E-Mangel vermindert Zink-Spiegel im Plasma und kann Zink-Mangel verschärfen. • Zink-Mangel senkt Vitamin-E-Spiegel im Blut

Tab.2

Am Beispiel *Vitamin E* lässt sich besonders anschaulich das breit gefächerte Wirkungsspektrum von Mikronährstoffen darstellen.

Unverzichtbare Voraussetzung für die Orthomolekularmedizin ist ein fundiertes Wissen über elektrophysikalische, elektrochemische und biochemische Aspekte der Ernährung und der einzelnen Nährstoffe sowie über die metabolischen Abläufe, Zusammenhänge und Reaktionen im Organismus.

Nur unter diesen Voraussetzungen lassen sich die „die *richtigen Moleküle* in der *richtigen Menge* als Rezept für eine *optimale Gesundheit*" zusammenstellen und verordnen.

Publikationsreferenzen:

Die Abbildungen Abb.2 – Abb.4 und die Tabellen Tab.1 – 2 sind entnommen: Schmidt, E., Schmidt, N.: Leitfaden Mikronährstoffe – Orthomolekulare Prävention und Therapie. Urban & Fischer Verlag, 2004

Biesalski, K. et al.: Vitamine, Spurenelemente und Mineralstoffe. Thieme Verlag, Stuttgart, 2002

Klose, G., Schubert-Zsilavecz, M., Steinhilber, D., Volz, H.-P., Wolff, H.: Lifestyle-Arzneimittel – Was ist Mache, was ist dran? Wissenschaftliche Verlagsgesellschaft, Stuttgart, 2001

Luther, M.: Bibel. Württembergische Bibelanstalt Stuttgart, 1961

Margulis, L., Sagan, D.: Leben - vom Ursprung zur Vielfalt. Wissenschaftliche Buchgesellschaft Darmstadt. Spektrum Akademischer Verlag Heidelberg, Berlin, Oxford 1997.

Neuburger, N. et al.: Kompendium Umweltmedizin. medi Verlagsgesellschaft für Wissenschaft und Medizin, Hamburg, 1996

Oehl, W.: Laborparameter – Ein Kurzlehrbuch für Pflegeberufe. Wissenschaftliche Verlagsgesellschaft, Stuttgat, 2004.

Preuss, S.: Ökopsychosomatik – Umweltbelastungen und psychovegetative Beschwerden. Roland Asanger Verlag, 1995.

Schmidt, E., Schmidt, N.: Leitfaden Mikronährstoffe – Orthomolekulare Prävention und Therapie. Urban & Fischer Verlag, 2004

Schünke, G., Kuhlmann, D., Lau, W.: Orthomolekulare Medizin – Vitamine, Mineralstoffe, Spurenelemente. Hippokrates Verlag Stuttgart, 1997

Weiss, H.: Kranker Darm – kranker Körper. Karl F. Haug Verlag, Heidelberg, 3. Aufl. 1994

Werbach, M.R.: Nutriologische Medizin. Walter Hädecke Verlag, Weil der Stadt, 1999

Anmerkung zur Erwachsenen-Bildung [Fachkraft Salutogenese / Fachkraft für angewandte Heil- und Heil-Hilfsverfahren] und zum post-gradualen Studieren und zur Erstellung der Eigenarbeiten (RE) :

A : Geben Sie in stark abstrahierter Form den für Sie wesentlichen Inhalt dieses Lernfeldes wieder und beschreiben Sie seine Besonderheiten.
B : Vermitteln Sie den Sachbearbeitern des Studiums Ihre eigene persönliche Kompetenz zu dieser hier beschriebenen Thematik.
C : Beschreiben Sie in kurzer Form, wie Sie sowohl die Thesen dieses Lernfeldes, als auch die Anti-Thesen aus Ihrer gedanklichen Disziplin in Ihre Denkweise und Praxis übersetzen könnten.

Unter Berücksichtigung starker Abstraktion stellen Sie Ihre Texte den für Sie zuständigen Tutoren vor.

URL: http://www.Online-Health.org

mailto: http://www.online-health.org/kontakt/index.php / Login mit Pw.